BEI GRIN MACHT SICH IHR WISSEN BEZAHLT

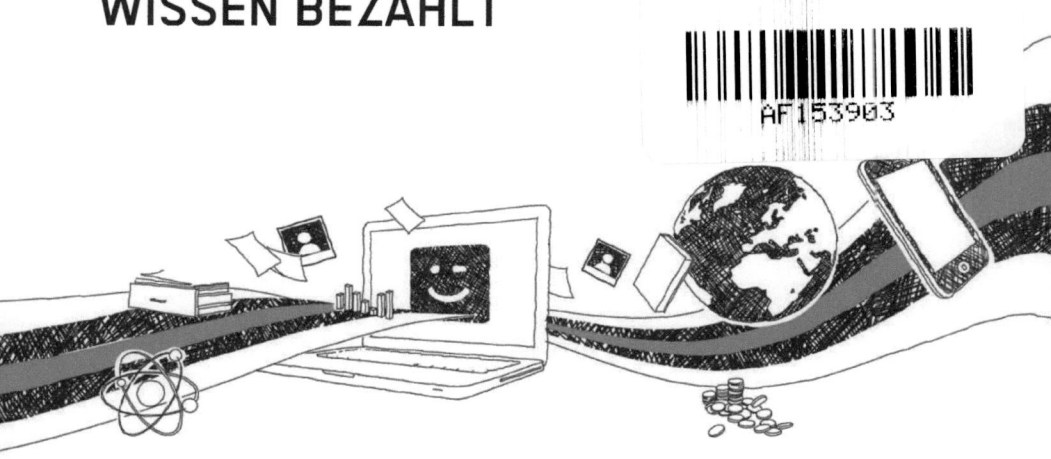

- Wir veröffentlichen Ihre Hausarbeit,
  Bachelor- und Masterarbeit

- Ihr eigenes eBook und Buch -
  weltweit in allen wichtigen Shops

- Verdienen Sie an jedem Verkauf

Jetzt bei www.GRIN.com hochladen und kostenlos publizieren

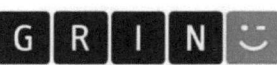

Gesundheitsversorgung in Deutschland

Rachel Wartmann

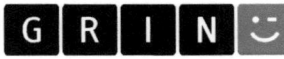

Bibliografische Information der Deutschen Nationalbibliothek:

Die Deutsche Nationalbibliothek verzeichnet diese Publikation in der Deutschen Nationalbibliografie; detaillierte bibliografische Daten sind im Internet über http://dnb.d-nb.de abrufbar.

ISBN: 9783346657114
Dieses Buch ist auch als E-Book erhältlich.

Druck und Bindung: Books on Demand GmbH, Norderstedt Germany
Gedruckt auf säurefreiem Papier aus verantwortungsvollen Quellen

Das vorliegende Werk wurde sorgfältig erarbeitet. Dennoch übernehmen Autoren und Verlag für die Richtigkeit von Angaben, Hinweisen, Links und Ratschlägen sowie eventuelle Druckfehler keine Haftung.

Das Buch bei GRIN: https://www.grin.com/document/1234826

Deutsche Hochschule für
Prävention und
Gesundheitsmanagement Hermann-
Neuberger-Sportschule

Hausarbeit

Studiengang	Prävention und Gesundheitsmanagement (MPGM)
Studienmodul	Gesundheitsmanagement 3
Datum Präsenzphase (siehe Ergebnisdokumentation)	21.03. – 23.03.2022
Aufgabe	Gesundheitsversorgung in Deutschland

Inhaltsverzeichnis

1 Einführung Versorgungsmanagement

1.1 Übergeordnete Ziele

Das Versorgungsmanagement im deutschen Gesundheitssystem gestaltet aktiv den Versorgungsprozess vom Patienten. Zu den übergeordneten Ziele zählen zum einen die Effektivitäts- und Effizienzsteigerung in der Patientenversorgung. Zum anderen hat das Versorgungsmanagement als Ziel die Behandlungsabläufe so zu optimieren, dass die entstehenden Kosten gesenkt werden. Grob zusammengefasst, soll sich die Versorgung verbessern, die Kosten gesenkt und das Management optimiert werden (Wagner, F., 2016, S. 1034-1035). Frau Dr. Barbara Birkner bezeichnet die Zielsetzung des Versorgungsmanagements als „die Integration und Kontinuität arbeitsteiliger Versorgung" (Birkner, B., 2017, S. 5). Somit kann als letztes übergeordnetes Ziel die nachhaltige Verbesserung der Gesundheit des Menschens in einem durchlaufenden Prozess benannt werden. Hier spielt vor allem die Schnittstellenproblematik eine entscheidende Rolle (Birkner, B. 2017, S. 5 ff.).

1.2 Entwicklung nachhaltiger Gesundheitsversorgung

Die Wurzeln der nachhaltigen Gesundheitsversorgung reichen bis ins 19. Jahrhundert zurück, wo Otto von Bismarck die allgemeine Krankenversicherungspflicht einführte. Sie ist das Ergebnis von verschiedenen Grundstrukturen, die teils bis ins Mittelalter zurückreichen und einen langen Entwicklungspfad durchmachten. Eine wichtige Rolle im Bezug auf die Entwicklung zu einer nachhaltigen Gesundheitsversorgung spielt der demografische Wandel beziehungsweise die demografische Entwicklung, sowie die einhergehende Finanzierung. Die Problematik besteht hierbei in der erhöhten Lebenserwartung der Bevölkerung im Gegenzug zur rückläufigen Geburtenrate. Vor allem im Bezug auf die Sozialversicherungen tragen die gesetzliche Rentenversicherung, sowie die gesetzliche Krankenversicherung einen erheblichen Teil zu der Tragfähigkeitslücke bei. Dies fällt vorwiegend den zukünftigen Generationen zur Last (SVR, 2011).

Es steigt jedoch nicht nur die Lebenserwartung, sondern ebenfalls das Auftreten von chronischen Erkrankungen, sowie die Multimorbidität. Dieser Wandel des Krankheitsspektrums führt langfristig zu steigenden Kosten sowohl für die Behandlung, als auch für die Ausbildung personeller fachlicher Ressourcen und medizinischer Versorgungsgüter

(SVR, 2011). Die demographische, sowie medizinische Entwicklung machen eine nachhaltige Gesundheitsversorgung notwendig und gegenwärtig.

2 Leistungs- und Finanzmanagement

Seit dem 01. Januar 2012 können Krankenkassen zusätzliche Satzungsleistungen in bestimmten Bereichen anbieten. Im nachfolgenden soll analysiert werden, was für und gegen die Einführung von Satzungsleistungen aus Sicht der Krankenkassen spricht, wie diese finanziert werden und welchen Effekt Zusatzbeiträge auf den Wettbewerbsvorteil haben. Abschließend soll der Morbi-RSA erläutert und kritisch analysiert werden.

2.1 Satzungsleistungsangebote

Tab. 1: Vor- und Nachteile zusätzlicher Satzungsleistungen

	Zusätzliche Satzungsleistungen
Pro	Die Einführung von Satzungsleistungen in einer Krankenkasse kann einen Wettbewerbsvorteil gegenüber anderen hervorbringen. Die Abhebung über das Leistungsangebot ist eine gängige Strategie und eine sinnvolle Möglichkeit einen USP im Markt zu erzielen. Zudem kann die jeweilige Krankenkasse gezielter auf die individuellen Bedürfnisse der Versicherten eingehen und so wiederum neue Mitglieder gewinnen (Bundesministerium für Gesundheit, 2016).
	Ein weiterer Vorteil ergibt sich aus der möglichen Schließung von Versorgungslücken durch Satzungsleistungen, sowie der Möglichkeit neue Versorgungsangebote für die Versicherten zu ermöglichen. Zum einen bietet dies einen hohen Mehrwert für bestehende Mitglieder in der Krankenkasse, was die Mitgliederbindung erhöht, und zum anderen kann es zur Mitgliedergenerierung genutzt werden (Moog, S., et. al, 2019).
	Abschließend können Satzungsleistungen ebenfalls zur Erhöhung der Kundenzufriedenheit und Kundenbindung genutzt werden. Hierbei sollten die Bedürfnisse und Wünsche von Bestandskunden im Mittelpunkt stehen, um so die eigene Marktposition zu sichern und Kündigungen zu verhindern (Moog, S., et al., 2019).
Kontra	Satzungsleistungen können von den jeweiligen Krankenkassen durch Satzungsänderungen reduziert oder gar abgeschafft werden. Gründe für eine Abschaffung könnten sein, dass eine geringe Nachfrage einem unverhältnismäßig hohen Verwaltungsaufwand gegenübersteht und somit Einbußen hervorruft. Sollten sich nun Versicherte aufgrund dieser gewissen Satzungsleistungen für den jeweiligen Anbieter entschieden haben, kann die Streichung zu einem Spannungsfeld oder Austritt des Versicherten führen. Dies führt letztendlich zu Einnahmeeinbußen (Moog, S., et al., 2019).

Die Einführung von Satzungsleistungen kann, wie oben beschrieben, zur Kundenbindung und / oder Kundengenerierung beitragen. Jedoch wissen gemäß einer Analyse 25 % der Versicherten nicht einmal, ob ihre jeweilige Krankenkasse Zusatzleistungen anbietet. Die mangelnde Transparenz führt dazu, dass Versicherte nur anteilig über Leistungsangebote informiert sind und sie diese somit auch nur anteilig in Anspruch nehmen. Durch diese Intransparenz und Nicht-Inanspruchnahme durch fehlende Informationen, können Satzungsleistungen zu mehr Aufwand und Kosten führen, als zu mehr Nutzen und Einnahmen. Hinzu kommt, dass durch die große Vielfalt an Angeboten und fehlende Vergleichbarkeit der Satzungsleistungen, der Wettbewerbseffekt eingeschränkt wird (Moog, S., et al., 2019).

2.2 Finanzierung von Satzungsleistungen

Gesetzliche Krankenkassen können sowohl Regelleistungen, als auch Satzungsleistungen anbieten. Regelleistungen sind alle Leistungen, bei denen die Kosten von der gesetzlichen Krankenkasse übernommen werden. Sie sind im Leistungskatalog der gesetzlichen Krankenkasse im SGB V festgehalten. Satzungleistungen sind alle Leistungen, welche nicht im Leistungskatalog enthalten sind und eine Zuzahlung der Versicherten erfordert. Regelleistungen sind Pflicht, Satzungsleistungen sind freiwillig.

Regelleistungen sind gemäß §§ 220 – 258 SGB V beitragsfinanziert und werden nach den versicherungspflichtigen Beschäftigungsverhältnissen bemessen. Der daraus resultierende Beitragssatz von 15,5 % wird zwischen dem Arbeitgeber und Arbeitnehmer aufgeteilt. (Preis, 2020).

Im Gegensatz dazu werden Satzungsleistungen als eine Art Mehrleistung über individuelle Zusatzbeiträge auf Kassensatzungsgrundlage finanziert. Somit ergibt sich die Finanzierung aus den individuellen Satzungen und Berechnungen der jeweiligen Krankenkassen. Im Durchschnitt begrenzt sie sich jedoch höchstens auf 1 % der beitragspflichtigen Einnahmen (Preis, 2020). Der Beitrag der Satzungsleistungen soll für die Versicherten nachvollziehbar sein und ein Kostenbewusstsein schaffen.

2.3 Zusatzbeitrag als Wettbewerbsinstrument

Seit dem Reformwechsel des Zusatzbeitrags am 01.01.2019, bei dem sich Arbeitnehmer und Arbeitgeber die Zahlung von Zusatzbeiträgen der Krankenkassen teilen anstatt vom Arbeitnehmer allein bezahlt zu werden, hat sich einiges verändert. Aufgrund der aktuellen Covid-19-Pandemie und zahlreicher Gesundheitsreformen stiegen die Ausgaben der Krankenkassen in die Höhe, was wiederum zu einem erhöhten Zusatzbeitrag einiger

Krankenkassen führte. Im Jahr 2021 verlangten die Kassen im Durchschnitt einen Zusatzbeitrag von 1,3 % (NDR, 2021). Diese Erhöhung ist aufgrund steigender Ausgaben notwendig, um die Kosten zu decken. Jedoch stellte sich in einem Krankenkassenvergleich heraus, dass einige Kassen die Erhöhung des Zusatzbeitrags als Wettbewerbsinstrument genutzt haben, indem sie ihr Angebot im Bereich Sport, Impfung und alternative Heilmethoden ausgebaut haben. Somit nutzen einige Krankenkassen den erhöhten Zusatzbeitrag der Pandemie für bevölkerungsrelevante Themen, um sich vom Markt abzuheben und einen Wettbewerbsvorteil zu erlangen (Rieder, J., 2022).

2.4 Morbi-RSA

Der morbiditätsorientierte Risikostrukturausgleich oder kurz Morbi-RSA dient dem Ausgleich ungleicher Versichertenstrukturen innerhalb einer Krankenkasse. So hat Krankenkasse A überdurchschnittlich viele gesunde Versicherte mit einem hohen Einkommen und Krankenkasse B überdurchschnittlich viele kranke Menschen mit einem geringen Einkommen. Der Morbi-RSA gleicht genau diesen Risikounterschied zwischen den Krankenkassen aus und schafft somit faire Wettbewerbsbedingungen. Zudem dient er als Verteilungstool der Gelder aus dem Gesundheitsfond an die gesetzlichen Krankenkassen. Danach verteilen sich die Gelder anhand von den Merkmalen der Versicherten wie Alter, Geschlecht und Höhe des Versorgungsaufwandes von Menschen mit chronischen Erkrankungen. Krankenkassen, die Versicherte mit einer oder mehreren von 50 bis 80 ausgewählten Krankheiten besitzen, erhalten mehr Geld aus dem Gesundheitsfond, als jene deren Mitglieder keine dieser Krankheiten haben (Bundesministerium für Gesundheit, 2022).

Kommt eine Krankenkasse nicht mit den nach dem Morbi-RSA verteilten Geldern aus, muss sie im Regelfall Zusatzbeiträge zu Kosten der Versicherten einführen. Hier liegt der größte Kritikpunkt des Morbi-RSA. Krankenkassen, dessen überwiegender Teil an Versicherten einen gesunden Lebensstil führen und nicht an einer der 80 Erkrankungen leiden, müssen aus wirtschaftlichem Zwang auf Zusatzbeiträge zurückgreifen. Diese fallen den Arbeitnehmern und Arbeitgebern zur Last und das obwohl sie einen gesunden Lebensstil führen und wenig Leistungen der Krankenkassen in Anspruch nehmen. Diese Ungerechtigkeit für den Versicherten kann als Folge die Kündigung beziehungsweise der Wechsel der Krankenkasse haben. Eine Lösung dieses Problems könnte die Ausweitung der bisherigen 80 Erkrankungen darstellen, um ein höheres Gleichgewicht unter den Versicherungsnehmern zu gewährleisten. Ein weiterer Kritikpunkt des Morbi-RSA liegt in der verstärkten Angleichung der Beitragssätze, weshalb er den Wettbewerb behindert. Jedoch hat er durch eine Weiterentwicklung das Potenzial einen konstruktiven Wettbewerb zu schaffen. Der Morbi-RSA ist nicht nur wettbewerbsfeindlich, sondern auch präventivfeindlich. Die Einführung von präventiven Maßnahmen ist im Hinblick auf den Risikostrukturausgleich ein Minusgeschäft für die Krankenkassen. Die Kassen verlieren mehr Zuweisungen, als sie durch wirksame präventive Maßnahmen gewinnen (AOK, 2020).

3 Kundenmanagement

3.1 Maßnahme „Wahltarife"

Tab. 2: Wahltarife (Eigene Darstellung, Inhalt nach: AOK, 2021a, sowie Bundesministerium für Gesundheit, 2015)

Wahltarif	Beschreibung mit Vor-/Nachteilen	Zielgruppe
Selbstbehalttarif	Beim Selbstbehalttarif erhalten die Versicherten einen Grundbonus zuzüglich Prämie, wenn sie keine Leistungen in einem Kalenderjahr in Anspruch nehmen. Vorteil: Gesunde Versicherungsnehmer können durch Nichtinanspruchnahme von Leistungen jährlich eine Prämie in Höhe von bis zu 500 € erhalten. Nachteil: Es besteht für den Versicherungsnehmer ein finanzielles Risiko die Behandlungskosten selber tragen zu müssen. Des weiteren ist der Versicherte verpflichtet den Tarif für einen festgelegten Zeitraum zu nutzen.	Dieser Wahltarif ist vor allem für gesunde Versicherungsnehmer geeignet, welche keine regelmäßigen Medikamente benötigen und selten bis gar nicht Behandlungen in Anspruch nehmen.
Beitragsrückerstattungstarif	Bei diesem Wahltarif werden Prämien ausgezahlt, wenn der Versicherungsnehmer und seine versicherten Angehörigen keine Leistungen außer Vorsorgeuntersuchungen in einem Kalenderjahr in Anspruch nehmen. Vorteil: Der Versicherungsnehmer geht kein finanzielles Risiko ein, da die Krankenkasse die Kosten für eine Behandlung dennoch zahlt. Lediglich die Prämie würde entfallen.	Dieser Tarif ist für gesunde Versicherungsnehmer geeignet, welche jung und gesundheitsbewusst leben und selten bis keine Behandlungen in Anspruch nehmen. Des weiteren ist es von Vorteil, wenn sie Single sind beziehungsweise keine Mitversicherten tragen.

	Nachteil: Durch die Aussicht auf eine Prämie, besteht die Möglichkeit, dass Versicherungsnehmer trotz Krankheit oder gesundheitlichen Beeinträchtigungen keine Behandlung in Anspruch nehmen und sich ihr Gesundheitszustand zunehmend verschlechtert.	
Kostenerstattungstarif	Der Versicherungsnehmer dieses Tarifes nimmt die Leistungen, ähnlich wie Privatversicherte, in Anspruch und muss anschließend die Rechnung für die Behandlung beim Leistungserbringer zunächst selber bezahlen. Anschließend kann er die Rechnung bei der Krankenkasse einreichen. Vorteil: Der Versicherungsnehmer kann Leistungen in Anspruch nehmen, welche über den Regelleistungskatalog hinaus gehen, wodurch der jeweilige Arzt Behandlungen ohne Einschränkungen verschreiben kann. Nachteil: Die Kosten für eine Behandlung können bei diesem Tarif höher ausfallen, als im Regelfall, da hochwertigere Behandlungsformen und Medikamente verordnet werden können.	Die Zielgruppe dieses Tarifs sind Versicherungsnehmer, welche Interesse an einem umfangreicherem Leistungskatalog haben und ähnliche Vorteile wie Privatpatienten erhalten möchten. Des weiteren ist es für Personen geeignet, welche sich freiwillig in der GKV befinden, aber dennoch die Vorteile der PKV nutzen möchten.
Tarife für Arzneimittel besonderer Therapierichtungen	In diesem Wahltarif werden die Kosten für Arzneimittel durch eine zusätzliche Prämie erstattet. Dies betrifft vor allem Medikamente, welche von der Regelversorgung ausgeschlossen sind wie zum Beispiel homöopathische Mittel. Vorteil: Die Versicherungsnehmer können Arzneimittel auf homöopathischer oder anthroposophischer Basis erstattet bekommen, welche im Normalfall selbst bezahlt werden müssten. Nachteil: Nicht alle Leistungserbringer dürfen Verschreibungen für Arzneimittel besonderer Therapierichtungen ausstellen.	Dieser Wahltarif ist besonders für Versicherungsnehmer geeignet, welche Interesse an besonderen Therapierichtungen haben und regelmäßig homöopathische oder anthroposophische Arzneimittel einnehmen.

3.2 Ziele und Risiken von Wahltarife

Die Anwendung von Wahltarifen dient auf der einen Seite als Marketinginstrument. Im Zuge dessen kann die Nutzung medizinischer Leistungen gesteuert, die Kundenbindung durch mehrjährige Laufzeiten gesteigert und die Attraktivität gegenüber anderen Krankenkassen erhöht werden. Auf der anderen Seite zielen Wahltarife auf eine Kostensenkung durch eine gezielte Steuerung innerhalb der Krankenkasse ab (Weber, 2007).

Hier liegt ein mögliches Risiko in der Anwendung von Wahltarifen. Sollte eine Krankenkasse keine plausible Kostenkalkulation an die Behörden liefern können, kann die Genehmigung für diese entzogen werden. Somit ist eine Kalkulation mit einem finanziellen Risiko zu verbinden. Für eine solide Kalkulation müssen zudem ausreichend Versicherungsnehmer den Wahltarif buchen, da es sonst ebenfalls zu erhöhten Leistungsausgaben der Kassen kommen kann. Des weiteren hat eine Krankenkasse bei der Einführung von Wahltarifen vorerst einen hohen internen Aufwand für die Konzeption, Evaluation der Tarife, Mitarbeiterschulungen und die laufende Betreuung nach Einführung. Sollten nun zu wenig Versicherte den Wahltarif in Anspruch nehmen, bleibt die Krankenkasse auf den Kosten und dem Aufwand sitzen und macht im schlimmsten Fall hohe Verluste (Weber, 2007).

4 Innovative Versorgungsformen

4.1 Definition

Innovative Versorgungsformen sind moderne und themenübergreifende Kooperationsformen in der Gesundheitsversorgung, welche zum Abbau von Über-, Unter- und Fehlversorgungen im Gesundheitswesen beitragen sollen. Sie sollen vor allem an den Schnittstellen zwischen den einzelnen Gesundheitssektoren ansetzen, unterschiedliche Leistungserbringungsschritte integrieren und deren Effizienz- und Qualitätspotenziale anheben. Sie tragen dazu bei die Angebotsstruktur der Versorgung zu erweitern und zu verbessern. Aus diesem Grund können sie auch als vernetzte Versorgungsstrukturen bezeichnet werden (Binder, A., 2015, S. 11).

Die Regelversorgung von Krankenkassen und Leistungserbringern wird in Kollektivverträgen festgehalten. Sie bieten eine Sicherstellung für bedarfsgerechte Versorgung. Kollektivverträge werden von den Leistungserbringern mit der Kassenärztlichen Vereinigung geschlossen, welche wiederum mit der Krankenkasse einen Vertrag abschließen. Neben den Kollektivverträgen, können Krankenkassen mit zugelassenen Partnern eine zusätzliche Leistung anbieten, welche wiederum in Selektivverträgen festgehalten wird (AOK, 2021b). Somit sind Selektivverträge eine Ergänzung von Kollektivverträgen. Sie werden im Gegensatz zum Kollektivvertrag direkt zwischen der Krankenkasse und dem Leistungserbringer geschlossen. Ein Beispiel für eine innovative Versorgungsform und das Vorhandensein eines Selektivvertrages ist die hausarztzentrierte Versorgung, welche zwischen der gesetzlichen Krankenkasse und qualifizierten Hausärzten geschlossen wird (siehe 4.3). Zudem können Selektivverträge auf regionale Besonderheiten eingehen, welche überregional nicht notwendig sind (Bundesministerium für Gesundheit, 2011).

4.2 Kollektiv- versus Selektivverträge

Wie bereits im vorherigem Kapitel erwähnt, gewährleisten Kollektivverträge die medizinische Regelversorgung der Bevölkerung, wohingegen die Inhalte der Selektivverträge diese ergänzen (Neumann, K. & Wolfschütz, A., 2015).

Im nachfolgenden sollen nun die Vor- und Nachteile von Selektiv- und Kollektivverträgen betrachtet werden, um diese kritisch zu diskutieren. Hierzu sollen drei Sichtweisen in den nachfolgenden Tabellen beschrieben werden: die Ärztesicht (Leistungserbringer), die Versichertensicht (Leistungsträger) und die Krankenkassensicht.

Tab. 3: Vor- und Nachteile von Kollektivverträgen (Eigene Darstellung, Inhalt nach Schichtel, P., 2010).

	Vorteile	Nachteile
Ärztesicht	Es gibt gleiche Verträge für alle gesetzliche Krankenkassen, wodurch die Abrechnung vereinfacht wird. Des weiteren wird der Vertrag mit der Kassenärztlichen Vereinigung geschlossen.	Es gibt gleichgeschaltete Verträge, welche nicht individuell angepasst werden können.
Versichertensicht	Kollektivverträge bieten eine einheitliche, medizinische (Grund-)Versorgung.	Es gibt keine lokale oder regionale Differenzierung der medizinischen Leistungen.
Krankenkassensicht	Die Krankenkasse hat einen festen Vertragspartner und nicht viele einzelne.	Die Verhandlungen können mit Monopolisten erschwert werden.

Der stärkste Vorteil von Kollektivverträgen liegt auf der Seiten der Versicherten, da diese von einer landesweiten einheitlichen medizinischen Versorgung profitieren. Die Nachteile liegen vermehrt auf Seiten der Krankenkassen und Ärzte, da die Kassen eine geringere Verhandlungsmacht haben, als mit einzelnen Ärzten und die Ärzte an landesweite gleiche Verträge gebunden sind. Jedoch stehen den Nachteilen beider Parteien eine einfachere Abrechnung und ein fester Vertragspartner gegenüber.

Tab. 4: Vor- und Nachteile von Selektivverträgen (Eigene Darstellung, Inhalt nach Schichtel, P., 2010).

	Vorteile	**Nachteile**
Ärztesicht	Die Ärzte haben die Wahlmöglichkeit zwischen verschiedenen Vertragsangeboten mit den Krankenkassen.	Die Verhandlungen müssen individuell mit der Krankenkasse geführt werden, wodurch die Verhandlungsmacht auf Seiten der Krankenkasse liegt.
Versichertensicht	Versicherte haben die Wahlmöglichkeit zwischen verschiedenen Krankenkassenangeboten.	Versicherte können schnell den Überblick über die Wahlmöglichkeiten verlieren und somit nicht den richtigen Vertrag für sich abschließen.
Krankenkassensicht	Die Krankenkassen können potenzielle Leistungserbringer auswählen und flexibel auf regionale Versorgungsengpässe reagieren. Des weiteren haben sie einen höheren Gestaltungsspielraum und eine größere Verhandlungsmacht.	Der Sicherstellungsauftrag wird bei Selektivverträgen auf die Krankenkassen verlagert, wodurch sie beispielsweise Aufgaben im Bereich Qualitätskontrolle und Bedarfsplanung übernehmen müssen. Dies kann womöglich von kleineren Krankenkassen nicht gewährleistet werden.

Die Vorteile von Selektivverträgen stehen vermehrt auf Seiten der Krankenkassen und Versicherten, da diese eine flexible Wahl- und Reaktionsmöglichkeit haben. Zudem können die Krankenkassen auf regionale Besonderheiten individuell reagieren. Ein großer Nachteil ist jedoch der Sicherstellungsauftrag, welcher durch den erhöhten Aufgabenaufwand der Krankenkassen zu einer nachlassenden Qualitätskontrolle führen kann.

Zusammenfassend kann gesagt werden, dass sowohl die Kollektivverträge, als auch die Selektivverträge für den Verbraucher beziehungsweise Versicherten die meisten Vorteile und geringsten Nachteile bringen. Die Ärzte und Krankenkassen haben mit beiden Vertragsformen ausgeglichene Vor- und Nachteile. Die Krankenkassen haben im Kollektivvertrag einen festen Vertragspartner, jedoch ebenfalls eine geringere Verhandlungsmacht. Im Selektivvertrag können sie zwar flexibler reagieren und haben die größere Verhandlungsmacht, jedoch kommt ein erhöhter Aufwand mit vermehrten Aufgaben hinzu, wodurch die Qualitätskontrolle leiden kann. Die Ärzte haben durch einen Kollektivvertrag eine vereinfachte Abrechnung und eine höhere Verhandlungsmacht als beim Selektivvertrag, jedoch ebenfalls keine individuellen Vereinbarungen. Beim Selektivvertrag haben Ärzte individuellere Vertragsmöglichkeiten, jedoch eine geringe Verhandlungsmacht gegenüber der Krankenkasse, da die Verträge einzeln geschlossen werden.

Eine Gegenüberstellung der Kollektiv- und Selektivverträge hat gezeigt, dass keine grundsätzliche Überlegenheit aus einer der drei Blickwinkel existiert. Jede Versorgungsform bietet unterschiedliche Vor- und Nachteile für alle Beteiligten, weshalb die Wahl individuell getroffen werden muss.

4.3 Hausarztzentrierte Versorgung

Die Versicherten haben bei einer hausarztzentrierten Versorgung den Vorteil Vergünstigungen wie Prämien oder Zuzahlungsermäßigungen zu erhalten, indem sie bei Erkrankungen zunächst ihren Hausarzt aufsuchen und dieser sie dann per Überweisungsschein an Fachmediziner weiterleitet. Dadurch werden überflüssige (Doppel-)Untersuchungen vermieden und Kosten eingespart.

Die Ergebnisse einer Langzeitevaluation zeigen, dass Patienten mit einem unterschriebenen Hausarztvertrag länger leben, besser versorgt werden und weniger kosten. Des weiteren fand man heraus, dass etwa 166.000 Versicherte mit einer koronaren Herzkrankheit und einer hausarztzentrierten Versorgung, in einem Zeitraum von fünf Jahren, circa 46.000 Tage weniger in einem Krankenhaus aufgrund ihrer Erkrankung verbracht haben. Ein weiteres Beispiel zeigt sich bei einer Gruppe von 119.000 Diabetikern, bei denen es im Zeitraum von fünf Jahren ebenfalls zu 4.000 weniger schwerwiegenden Fällen kam, wenn sie eine hausarztzentrierte Versorgung in Anspruch nahmen (Osterloh, F., 2018).

Der Vorstandsvorsitzende der AOK in Baden-Württemberg gab an, dass aufgrund der hausarztzentrierten Versorgung Entlastungen in Höhe von 319 Millionen entstanden sind. Diese kommt vor allem durch vermiedene Krankenhausausgaben und Einsparungen in der Arzneimitteltherapie zustande. Der AOK blieb somit ein positiver Saldo von 50 Millionen Euro. Das Angebot der hausarztzentrierten Versorgung ruft zunächst hohe Investitionen vor, jedoch kann es langfristig einen positiven Effekt auf das Finanzmanagement von Krankenkassen herbeirufen (Osterloh, F., 2018).

5   Modellierung und Entscheidungsfindung

5.1   Ausgangssituation

Ausgangssituation ist, dass ein neues Therapieverfahren zur Behandlung von Katzenallergie bei Erwachsenen durchgeführt werden soll. Hierzu wurde anschließend ein Entscheidungsbaum nach dem Standard-Gamble-Verfahren entwickelt, welche von der Wahl der Anwendung und der Nichtanwendung der Therapie bis zu den QALYs und entsprechenden Kosten dargestellt wird.

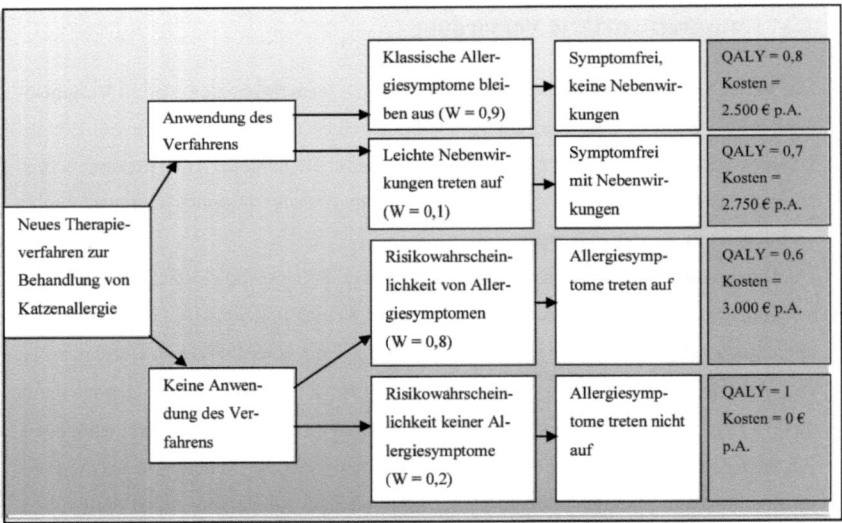

Abb. 1: Entscheidungsbaum der Ausgangssituation (Eigene Darstellung)

Anschließend sollen die wichtigsten Werte und Kernelemente aus Abbildung 1 in Tabelle 5 dargestellt werden, um anschließend die EW QALY und EW Kosten der einzelnen Entscheidungswege zu berechnen. Diese können anschließend für die Kosten-Nutzwert-Relation (5.2) verwendet werden. Die Tabelle differenziert die Anwendung und Nicht-Anwendung des Therapieverfahrens.

Tab. 5: Ergebnisübersicht der Ausgangssituation (Eigene Darstellung)

Anwendung der Therapie	W	QALY	EW QALY	Kosten	EW Kosten
Entscheidungsarm 1	0,9	0,8	0,72	2.500 €	2.250 €
Entscheidungsarm 2	0,1	0,7	0,07	2.750 €	275 €
Ergebnis			0,79		2.525 €

Nicht-Anwendung der Therapie	W	QALY	EW QALY	Kosten	EW Kosten
Entscheidungsarm 1	0,8	0,6	0,48	3.000 €	2.400 €
Entscheidungsarm 2	0,2	1	0,2	0 €	0 €
Ergebnis			0,68		2.400 €

5.2 Kosten-Nutzwert-Relation

Anschließend sollen nun die durchschnittlichen Kosten-Nutzwert-Relationen berechnet werden, um anschließend das neue Therapieverfahren zur Behandlung von Katzenallergie bewerten zu können. Hierfür werden zunächst die Erwartungswerte der QALYs und der Kosten benötigt. Die Erwartungswerte der QALYs werden mit EWQ = W x QALYs berechnet, wohingegen die Erwartungswerte der Kosten mit EWK = W x Kosten berechnet werden. Daraufhin kann die Kosten-Nutzwert-Relation mit EWK/EWQ ermittelt werden. In der nachfolgenden Tabelle soll das Ergebnis kompakt dargestellt werden.

Tab. 6: Kosten-Nutzwert-Relation (Eigene Darstellung)

	EWK	EWQ	Kosten-Nutzen-Relation
Anwendung der Therapie	2.525 €	0,79	3.196,20 € / Q
Nicht-Anwendung der Therapie	2.400 €	0,68	3.529,41 € / Q

Die Kosten-Nutzwert-Relation mit der Anwendung der neuen Therapieform beträgt 3.196,20 € / Q, wohingegen die der Nicht-Anwendung 3.529,41 € / Q beträgt. Somit gilt das neue Therapieverfahren zur Behandlung von Katzenallergie als kosteneffektiv.

6 Literaturverzeichnis

AOK. (Hrsg.). (2020). Der morbiditätsorientierte Risikostrukturausgleich (Morbi-RSA). Dossier. Zugriff am 16.03.2022. Verfügbar unter https://www.aok-bv.de/hinter-grund/dossier/morbi-rsa/

AOK. (Hrsg.). (2021a). *Wahltarife.* In: Onlinelexikon des AOK Bundesverbandes. Zu-griff am 27.02.2022. Verfügbar unter https://aok-bv.de/lexikon/w/index_00050.html

AOK. (Hrsg.). (2021b). *Selektivverträge und Kollektivverträge.* In: AOK Das Fachportal für Leistungserbringer. Zugriff am 28.02.2022. Verfügbar unter https://www.aok.de/gp/aerzte-psychotherapeuten/selektivvertraege-und-kollektivver-traege

Binder, A. (2015). *Die Wirkung des morbiditätsorientierten Risikostrukturausgleichs auf innovative Versorgungsformen im deutschen Gesundheitswesen.* Wiesbaden: Springer.

Bundesministerium für Gesundheit. (Hrsg.). (2011, 01. Juni). *Selektivvertrag.* Zugriff am 28.02.2022. Verfügbar unter https://www.bundesgesundheitsministerium.de/service/be-griffe-von-a-z/s/selektivvertrag.html

Bundesministerium für Gesundheit. (Hrsg.). (2015, 17. Juni). *Wahltarife.* Zugriff am 27.02.2022. Verfügbar unter https://www.bundesgesundheitsministerium.de/service/be-griffe-von-a-z/w/wahltarife.html

Bundesministerium für Gesundheit. (Hrsg.). (2016, 4. März). *Satzungsleistungen der GKV.* Zugriff am 22.02.2022. Verfügbar unter https://www.bundesgesundheitsministe-rium.de/service/begriffe-von-a-z/s/satzungsleistungen-der-gkv.html

Bundesministerium für Gesundheit. (Hrsg.). (2022, 19. Januar). *Risikostrukturausgleich (RSA).* Zugriff am 27.02.2022. Verfügbar unter https://www.bundesgesundheitsministe-rium.de/risikostrukturausgleich.html

Moog, S., Vollmer, J., Fetzer, S., Mady, C. (2019). *Forschungsguta . Auswirkungen der Satzungsleistungen nach § 11 Absatz 6 SGB V auf den Wettbewerb innerhalb der* gesetzlichen Krankenversicherung und zur privaten Krankenversicherung. *Endbericht.* Bearbeitet von Prognos AG. Erstellt im Auftrag des Bundesministeriums für Gesundheit. Zugriff am 22.02.2022. Verfügbar unter https:// www.bundesgesundheitsministe-rium.de/fileadmin/Dateien/5_Publikationen/ Gesundheit/Berichte/19-02-04_Prog-nos_Endbericht.pdf

Neumann, K. Dr. & Wolfschütz, A. (2015). *Versorgungsangebot: Selektivverträge als Innovationsmotor?* Erschienen in: Magazin des Verbandes der Ersatzkassen, Ausgabe 1./2.2015. Zugriff am 09.03.2022. Verfügbar unter https://www.vdek.com/ magazin/aus-gaben/2015-0102/titel-versorgungsangebot.html

NDR. (Hrsg.). (2021, 24. Februar). *Krankenkasse wechseln und jeden Monat Geld sparen.* Zugriff am 26.02.2022. Verfügbar unter https://www.ndr.de/ratgeber/ gesund-heit/Krankenkasse-wechseln-und-jeden-Monat-Geld-sparen,krankenkasse200.html

Osterloh, F. (2018). *Hausarztzentrierte Versorgung: Patienten geht es besser.* In: Deutsche Ärzteblatt, Jg. 115, Heft 43, 26. Oktober 2018. Zugriff am 11.03.2022. Verfügbar unter https://www.aerzteblatt.de/archiv/202053/Hausarztzentrierte-Versorgung-Patien-ten-geht-es-besser

Preis, U. Prof. Dr. Dr. (2020). *Finanzierung der gesetzlichen Krankenversicherung.* PDF Seite 1-7 in: Institut für Deutsches und Europäisches Arbeits-, und Sozialrecht. Zugriff am 26.02.2022. Verfügbar unter https://www.sozialrecht.jura.uni-koeln.de/filead-min/_migrated/content_uploads/ Finanzierung_der_gesetzlichen_Krankenversiche-rung_01.pdf

Rieder, J. (2022). *Krankenkassenvergleich. So findest Du die passende Krankenkasse.* Zugriff am 26.02.2022. Verfügbar unter https://www.finanztip.de/gkv/

Schichtel, Dr. P. (2010). *Kollektivverträge und Selektivverträge in der ambulanten ärztlichen Versorgung – Der Sicherstellungsauftrag als Bewährungsprobe der KV'en?* Beitrag für: Gesellschaft für Sozialen Fortschritt e. V. Zugriff am 09.03.2022. Verfügbar unter https://www.sozialerfortschritt.de/wp-content/uploads/2010/06/ Schichtel.pdf

Sachverständigenrat zur Begutachtung der gesamtwirtschaftlichen Entwicklung. (SVR). (2011). *Herausforderungen des demografischen Wandels. Expertise im Auftrag der Bun-desregierung.* Zugriff am 22.02.2022. Verfügbar unter https://www.sachverstaendigen-rat-wirtschaft.de/fileadmin/dateiablage/Expertisen/2011/expertise_2011-demografi-scher-wandel.pdf

Wagner, F. (2016). *Gabler Versicherungslexikon.* (2. Aufl.). Leipzig: Springer Gabler.

Weber, G. W. (2007). *Kundenbindung durch Wahltarife – Neue Möglichkeiten im Kran-kenkassen-Marketing.* Zugriff am 28.02.2022. Verfügbar unter https://www.nomos-eli-brary.de/10.5771/1611-5821-2007-7-8-54.pdf?download_full_pdf=1

7 Abbildungs- und Tabellenverzeichnis

7.1 Abbildungsverzeichnis

7.2 Tabellenverzeichnis

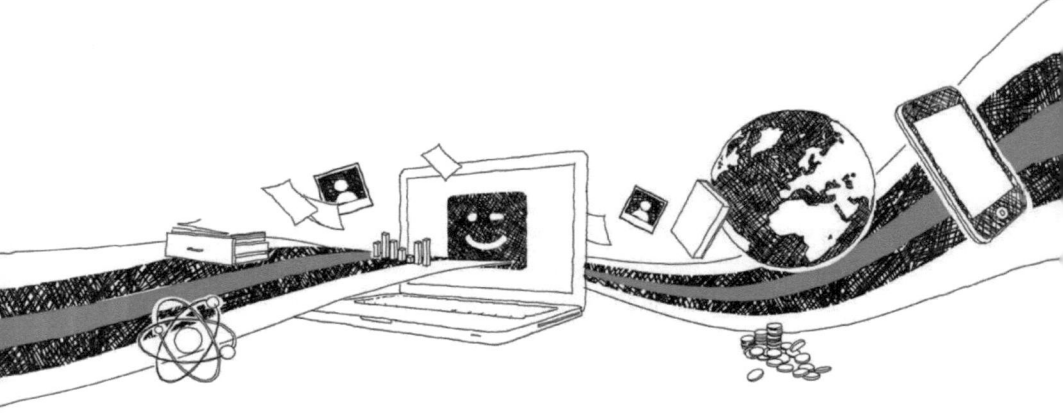
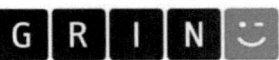